Veronique Maggioni

MENOPAUSA

Una pausa per sé stesse

*La menopausa
è il periodo dorato dell'amore.*

(Alda Merini)

Menopausa... una pausa per sé stesse

1. Cos'è la menopausa

2. I cambiamenti in menopausa

3. Cos'è la sindrome climaterica

3.1. Disturbi neurovegetativi

3.2. Modificazioni distrofiche

3.3. Malattie dismetaboliche

3.4. Disturbi sessuali e psicologici

3.5. Prevenzione per la salute

4. Fattori psicologici e culturali legati alla menopausa

5. Come mantenere un buon stile di vita e sane abitudini alimentari

5.1. Attività fisica

5.2. Alimentazione

5.3. Naturopatia e omeopatia

5.4. Sessualità

5.5 Stimolazione mentale

6. Terapie ormonali e non ormonali

7. Approfondimento: i fattori psicologici in menopausa

7.1. Quando chiedere aiuto

7.2. Il ruolo dello psicologo in Menopausa

8. FAQ: le domande più frequenti

9. Conclusione

Ancora, persone diverse che presentino gli stessi sintomi molto spesso necessitano cure differenti, per via della complessità di alcuni casi clinici.

Le informazioni fornite sono di natura generale e a scopo puramente divulgativo, pertanto non possono sostituire in alcun caso il consiglio di un medico (ovvero un soggetto abilitato legalmente alla professione), o, nei casi specifici, di altri operatori sanitari (odontoiatri, infermieri, psicologi, farmacisti, veterinari, fisioterapisti, etc.).
Le nozioni e le eventuali informazioni riguardanti procedure mediche, posologie e/o descrizioni di farmaci o prodotti presenti nelle voci hanno fine unicamente illustrativo e non permettono di acquisire la manualità e l'esperienza indispensabili per il loro uso o la loro pratica. La Legge italiana obbliga colui che osservi persone in condizione di rischio di vita a prestare soccorso nei limiti delle proprie capacità; si tenga però presente che manovre errate o inappropriate possono causare lesioni gravi permanenti o il decesso, e che di questi esiti infausti risponde chi sia eventualmente intervenuto.

L'autore non può esser ritenuto responsabile dei risultati o le conseguenze di un qualsiasi utilizzo o tentativo di utilizzo di una qualsiasi delle informazioni pubblicate: nulla può essere interpretato come un tentativo di offrire un'opinione medica o in altro modo coinvolta nella pratica della medicina.

Questo libro descrive opinioni ed esperienze personali dell'autore. È venduto con l'avvertenza che non offre né sostituisce consulenze legali,

Prefazione

L'e-book "Menopausa, una pausa per sé stesse" illustra con competenza e sensibilità il periodo delicato della menopausa.

Ancora oggi la menopausa viene considerata sinonimo di invecchiamento, perdita della capacità di seduzione fisica e dell'attrattiva sessuale, oltre che di scomparsa, nella percezione pubblica, della persona in quanto donna.

Ecco quindi la motivazione di scrivere questo testo divulgativo, che ma non si limita a informare solo sui problemi della menopausa, ma prende in considerazione anche altri importanti aspetti: lo stile di vita, l'alimentazione, la naturopatia e l'attività fisica.

Questa nuova fase di vita può coglierci impreparate, smarrite, tristi... la transizione non è sempre facile.

L'autrice crede che una buona conoscenza della propria condizione migliora la qualità di vita: una donna informata e curiosa di ciò che le sta accadendo è capace di vivere questo momento in maniera naturale, senza rinunciare a prendersi cura del proprio corpo e quindi della propria salute psico fisica.

A 50 anni le donne sono professionalmente attive, spesso stanno continuando la loro carriera. Possono avere figli ancora molto giovani, o in procinto di andare a vivere fuori casa; possono vivere un rapporto di coppia soddisfacente e intenso o iniziano un nuovo amore. Cercano e trovano nuove prospettive.

Questa fase di transizione è una nuova stagione, dove la natura ha offerto alla donna un corpo che cambia col trascorrere del tempo, ma che continua a regalare sensazioni, emozioni e piaceri.

È importante per ogni donna riscoprire ed essere se stessa, trovare un tempo e uno spazio di sentire interiore e di riscoperta dei veri valori dell'esistenza, riprendendo possesso del proprio corpo, rivalutando e accettando le proprie capacità ed esigenze.

P. L. PELLEGRINO
http://bit.ly/KindlePellegrino

1. Introduzione

Il termine menopausa significa letteralmente "scomparsa delle mestruazioni" ed è un fenomeno che si manifesta nella vita di ogni donna statisticamente <u>intorno ai 50-51 anni</u>. Nonostante venga il più delle volte atteso con rassegnazione e vissuto come un'esperienza negativa e inevitabile, ti mostrerò, se avrai piacere di leggere questo libro, che la menopausa è in realtà sinonimo di "nuovo inizio".

Spesso, ciò che porta la donna ad affrontare negativamente questo periodo della sua vita è la scarsa conoscenza del fenomeno e di tutto ciò che ne consegue.

A tal proposito, obiettivo primario di questo e-book è quello di accompagnarti inizialmente nell'analisi di ogni aspetto riguardante la menopausa e successivamente di illustrarti come trascorrere questo delicato momento in tutta serenità.

Ricorda che la menopausa, benché sia considerata da alcuni una vera e propria patologia, è assolutamente trattabile e gestibile grazie a molteplici soluzioni che il mondo odierno ha da offrirti. Dunque, donna, non disperare: la medicina, come la naturopatia, l'omeopatia e la psicologia si dedicano con perizia da tempo immemore a questo fenomeno. Dopo tutto è logico pensare che per un numero X di problematiche ci sia una serie equivalente di soluzioni che aspettano solo te per essere valutate e scelte!

2. I cambiamenti in menopausa

Nel paragrafo che segue entriamo finalmente nel vivo del discorso e ci prepariamo ad affrontare insieme i cambiamenti psicofisici che questo fenomeno porta nella donna.

In primo luogo è bene sapere che, nonostante come anticipato in precedenza l'età di insorgenza è stimata intorno ai 50-51 anni, è considerato perfettamente nella norma che la menopausa si presenti tra i 45 e i 55 anni. Tuttavia, le famose "eccezioni che confermano la regola" sono sempre dietro l'angolo.

La classificazione dei vari tipi di menopausa varia a seconda di quanto essa si manifesti precedentemente o conseguentemente al lasso di tempo sopra indicato.

La menopausa può essere di vari tipi:

1. **precoce,** quando si manifesta prima dei 40 anni: è la forma di menopausa più frequente tra le tre;

2. **prematura,** quando si verifica <u>prima dei 45 anni</u>: riguarda circa il 10% delle donne in cui si registrano atri casi di menopausa prematura all'interno del nucleo familiare;

3. **tardiva,** quando insorge <u>dopo i 55 anni</u>.

Se si tratta di **menopausa precoce** si riscontreranno in linea di massima i seguenti sintomi:

- Vampate di calore

- Cefalea

- Affaticamento

- Irritabilità e/o ansia

- Sudorazione notturna

- Insonnia

Se ci riferiamo invece a un caso di **menopausa prematura** i sintomi più frequenti sono:

- Aumento del peso corporeo

- Assottigliamento cutaneo e ridotta elasticità

- Secchezza dei capelli

- Secchezza e atrofia vaginale

Per quanto concerne la **menopausa tardiva** la sintomatologia tipica prevede:

- Invecchiamento cerebrale

- Aumento della pressione arteriosa

- Osteoporosi

- Incremento del rischio di malattie cardiovascolari

Approfondiremo questo argomento in modo dettagliato nei paragrafi che seguono. È fondamentale che tu tenga bene a mente la classificazione triadica da cui siamo partiti poiché farò spesso riferimento a essa: ogni tipologia illustrata presenta problematiche fisiche, psicologiche e sociali diverse tra loro.

3. Cos'è la sindrome climaterica

Indubbiamente, uno dei fenomeni legati alla menopausa che più sollecitano l'attenzione del settore medico e destano preoccupazione nell'universo femminile è il cosiddetto **climaterio** e la sindrome a esso collegata.

Il termine "climaterio" (dal greco klimatér = passaggio/scalino) sta a indicare il periodo che anticipa, segue e comprende la menopausa stessa. Ciò che lo caratterizza dal punto di vista medico è sicuramente la drastica riduzione della produzione ormonale, fatto che determina in primo luogo il diradamento dei cicli mestruali che si mostrano via via più sporadici e irregolari sino sparire in modo definitivo.

I cambiamenti tangibili interessano il tessuto epidermico, il sistema cardiovascolare e l'apparato genitale. Tali modificazioni, unitamente ad altri sintomi che di seguito espliciterò, vanno confluire nella **sindrome climaterica**, patologia riscontrata da circa il 75% delle donne nei paesi occidentali.

Le possibili problematiche connesse alla sindrome climaterica sono classificabili a seconda della loro natura e si distinguono in:

- **Disturbi neurovegetativi**
- **Modificazioni distrofiche**
- **Malattie dismetaboliche**
- **Disturbi psicologici e sessuali**

- ## 3.1. Disturbi neurovegetativi

Il **sistema neurovegetativo** è responsabile della regolazione delle funzioni vitali dell'organismo, pertanto i disturbi legati a esso sono fastidiosi e spesso limitanti per chi li accusa.

I principali disturbi afferenti a questo campo sono:

- **Vampate di calore**

- **Sudorazioni notturne**

- **Disturbi del sonno**

- **Vertigini**

- **Tachicardia**

Osserviamo ora più da vicino queste problematiche.

Le **vampate di calore (o caldane)** sono ondate di calore che portano un innalzamento della temperatura cutanea di circa 5 – 6 °C, che dal torace si irradiano sino al collo, alla testa e al volto provocando un'importante sudorazione e spesso una sensazione di profondo disagio.
Ma come mai accade ciò?

La carenza di estrogeni tipica della menopausa porta a uno squilibrio dell'ipotalamo, che possiamo classificare come base termoregolatrice dell'organismo. La temperatura centrale subisce così un rapido incremento e ne consegue un'intensa ondata di calore.

Strettamente collegata a questo sintomo è la **sudorazione notturna**. Le caldane possono spesso portare a un vero e proprio sballamento del ritmo sonno-veglia e dunque a significativi **disturbi del sonno**. La sovrapproduzione di sudore a cui esse portano obbliga la donna a svegliarsi durante la notte e nei casi più critici a cambiare persino le lenzuola che si impregnano completamente di sudore.

Inoltre, l'agitazione provocata da una tale situazione può portare la donna a riscontrare episodi di **tachicardia** e ansia.

3.2. Modificazioni distrofiche

Altri sintomi particolarmente fastidiosi tipici del climaterio sono quelli legati all'assottigliamento cutaneo che interessa specialmente le zone genitali, portando a una **secchezza vaginale** sempre crescente e a un irritante **prurito** che causa continui disagi soprattutto in pubblico.

Il motivo è da ricercarsi ancora una volta nella cessata produzione di **estrogeni** che caratterizza il climaterio e la menopausa in generale.

Gli **estrogeni** sono ormoni prodotti dalle ovaie nel periodo fertile e svolgono una funzione "trofica", ovvero di nutrimento sia per la cute che per le mucose genitali; quando la loro produzione cessa durante la menopausa, si assiste a una progressiva atrofia dei tessuti che diventano via via più sensibili e delicati.

Diversi sono le conseguenze a cui questo fenomeno di atrofia può condurre:

- Con il ridursi della lubrificazione vaginale, l'orifizio genitale si può ridurre a tal punto da rendere quasi impraticabile l'atto sessuale, in quanto potrebbe rivelarsi molto doloroso;

- L'apparato urinario si danneggia e sarà più facile incorrere in frequenti infiammazioni come per esempio la **cistite**;

- La riduzione del tessuto epidermico genitale genera il ritirarsi e talvolta persino la scomparsa delle piccole labbra e il diradamento dei peli pubici;

- La diminuzione del tono muscolare degli organi genito-urinari può causare fenomeni quali **prolasso dell'utero** o **incontinenza urinaria.** Essa costituisce uno dei disturbi che provoca maggiore disagio nelle donne in menopausa;

Si parla di *incontinenza da sforzo* quando si verificano piccole perdite di urina in corrispondenza di semplici sforzi come colpi di tosse o starnuti, e di *incontinenza da urgenza* quando lo stimolo di urinare è intenso a tal punto da non permettere di raggiungere un WC.

L'insieme di questi disturbi, derivanti dal mancato nutrimento dei tessuti, prendono il nome di *disturbi distrofici*.

3.3. Malattie dismetaboliche

Il rischio di contrarre malattie di natura dismetabolica (**malattie cardiovascolari, Alzheimer e osteoporosi)** aumenta sensibilmente in questa fase della vita.

Occupiamoci in primo luogo delle **malattie cardiovascolari.**
Se prima dei 50 anni tali malattie vengono riscontrate principalmente dall'uomo, il sesso femminile recupera terreno durante la menopausa: la mancata produzione di estrogeni mette infatti a repentaglio anche il sistema cardiovascolare della donna producendo un incremento del rischio di contrarre questo tipo di malattie.

Durante l'età fertile, l'effetto degli estrogeni assicura alla donna tra le altre cose una serie di funzioni protettive:

- **metabolismo dei grassi** con conseguente riduzione del colesterolo LDL (o colesterolo "cattivo") e aumento del colesterolo HDL (o colesterolo "buono");

- **aumento della gettata cardiaca** e conseguente miglioramento della circolazione;

- **metabolismo degli zuccheri e** riduzione della resistenza periferica all'*insulina*, ormone che protegge dal **diabete** (malattia pericolosa per il sistema cardiovascolare) in quanto regola la glicemia.

In mancanza della salvaguardia di tali funzioni, la donna diventa bersaglio facile di disturbi cardiovascolari ed è pertanto consigliato dai migliori medici un mantenimento costante di uno stile di vita sano e attivo, capace se non altro di ridurre efficacemente i rischi di contrarre malattie di questo tipo.

Altra problematica di significativo rilievo è rappresentata dalla possibile insorgenza dell'**Alzheimer**.

Essa rappresenta la forma più comune di demenza senile e si manifesta in modo di gran lunga superiore nelle donne rispetto agli uomini. È minimo il numero delle donne intorno ai 60 anni che accusano un calo delle capacità mnemoniche e di orientamento, dato che si innalza dopo i 75 anni.

Nonostante vi sia sicuramente un collegamento tra l'Alzheimer e gli estrogeni (essi aumentano la produzione della acetilcolina, sostanza che sostiene le funzioni intellettive), non sono ancora stati dimostrati chiaramente dei reali benefici che derivano dalla somministrazione di questi ultimi per quanto riguarda la prevenzione del morbo di Alzheimer.

Tuttavia non devi disperarti: le vecchie e buone abitudini di vita regolari che tanto ci viene consigliato di adottare, costituiscono anche in questo caso la migliore prevenzione contro questa malattia, oltre a garantire sicuramente un miglior profilo psicofisico.

L'**osteoporosi** è un'altra delle malattie che possono essere legate alla sfera della menopausa.

Essa è una malattia cronica dell'apparato scheletrico che comporta una riduzione della massa ossea e un suo significativo deterioramento. Tale malattia è spesso responsabile di fratture e traumi ossei.

Il rischio di contrarre l'osteoporosi aumenta con l'età, e nelle donne coincide spesso con l'arrivo della menopausa poiché essa può accelerare il processo osteoporotico.

Anche in questo caso le terapie ormonali che si promettono di ridurre la possibilità di contrarre questa malattia nel periodo post menopausa possono non rivelarsi sempre efficaci.

Tuttavia, la diagnosi e il monitoraggio è effettuabile tramite la **misurazione della densità minerale ossea** (MOC o BDM) grazie alla quale si possono individuare preventivamente gli individui maggiormente soggetti al verificarsi di fratture o traumi ossei.

Per quanto riguarda le terapie non ormonali per il trattamento e la prevenzione dell'osteoporosi (ricordati che non tutte le persone rispondono in modo positivo alle terapie ormonali), oltre a diversi farmaci come per esempio i **bisfosfonati** e la **calcitonina**che inibiscono il riassorbimento osseo, è utile integrare la propria alimentazione con **calcio** e **vitamina D**, la quale combinazione favorisce la diminuzione delle fratture specialmente nelle donne in menopausa.

È inoltre fondamentale corroborare la propria massa ossea con una regolare pratica di **attività fisica.**

3.4. Disturbi sessuali e psicologici

L'aspetto psicologico in menopausa costituisce il fulcro e la summa delle problematiche a essa connesse, poiché ci permette di comprendere appieno quanto il climaterio influisca sull'universo femminile.
Quali sono i sintomi psicologici sono associati alla menopausa?
L'elenco qui di seguito ti aiuterà ad avere ben chiari quelli principali.

- **Alterazioni dell'umore**: spesso la donna, spaventata e demoralizzata riguardo l'argomento menopausa, tende ad avere numerosi sbalzi d'umore che compromettono la serenità con se stessa e il rapporto con gli altri;

- **Ansia**: questo sentimento è connesso alla molteplicità di sintomi che la donna riscontra in menopausa, ad esempio, può diventare motivo di ansia persino una semplice passeggiata che si trasforma in un incubo se si comincia a sudare in pubblico in modo incontrollato!

- **Insonnia**: sempre collegata agli invadenti sintomi della menopausa, l'insonnia porta la donna a essere sempre più irritabile e irascibile;

- **Mancanza di concentrazione**: come già anticipato in precedenza, la memoria può calare d'efficienza durante la menopausa, e azioni di ordinaria amministrazione (per esempio ricordarsi un appuntamento) possono rivelarsi compiti assai ardui;

- **Calo del desiderio sessuale:** sintomo psicologico tra i più fastidiosi per quanto riguarda i rapporti interpersonali, il calo della libido è una realtà che bisogna saper accettare e combattere. La scarsa lubrificazione vaginale e la mancata eccitazione diventano per la donna motivo di grande imbarazzo, di conseguenza sarà facile che ella rifiuterà ogni minimo contatto col partner compromettendo la propria serenità e quella del suo lui. Tuttavia questo è uno degli errori più gravi che si possono commettere: la menopausa non ti rende meno donna di prima, per cui lasciati cullare dalle dimostrazioni d'affetto che il tuo partner ha da offrirti dentro e fuori la camera da letto, considerale anzi motivo di piacere e consolazione in un periodo di estremo bisogno in cui l'autostima viene meno. Chi ti ama saprà sicuramente ricordarti quanto sei bella e quanto vali!

3.5. Prevenzione per la salute

Alla luce di tutti i disturbi di cui abbiamo parlato nelle pagine precedenti, è importante parlare di una serie di accorgimenti che è necessario adottare in prevenzione di problematiche anche gravi come **diabete o tumori**. Di seguito ho stilato una serie di consigli che ti aiuteranno a mantenere sotto controllo il tuo stato di salute durante la menopausa:

1. <u>**Controlla il peso periodicamente**</u>
   L'adipe che si accumula sulla zona addominale, oltre a essere il più arduo da debellare, aumenta il rischio di diabete e malattie cardiache

2. <u>**Privilegia un'alimentazione ricca di fibre**</u>
   Le fibre ti aiuteranno a sentire prima il senso di sazietà, aiutandoti a controllare il peso corporeo e ridurre il rischio di un aumento di peso

2. <u>**Controlla il colesterolo diverse volte all'anno**</u> e contribuisci all'aumento del colesterolo buono (HDL) a discapito di quello cattivo (LDL) assumendo cibi ricchi di Omega 3 come per esempio salmone e frutta secca

3. Controlla spesso la pressione arteriosa

In menopausa e post-menopausa è più facile incorrere in problemi di ipertensione, è pertanto saggio mantenere la pressione sotto controllo e, se si riscontrano anomalie, è bene contattare il proprio medico di fiducia

4. Attenta alla glicemia!

Il metabolismo degli zuccheri in menopausa può alterarsi e costituire quindi una minaccia per la salute della donna in quanto è sintomo di possibile diabete

5. Un'adeguata prevenzione oncologica parte da esami periodici per monitorare l'eventuale formazione di carcinomi

Il periodo che interessa la menopausa è in assoluto quello in cui si riscontra il maggior numero di neoplasie. I tumori che si diagnosticano con più frequenza nelle donne in menopausa sono quello alla **mammella**, **il carcinoma dell'endometrio**, quello del **colon-retto** (un esame di sangue occulto nelle feci è utile per scoprire la sua eventuale presenza) e il **carcinoma dell'ovaio**.

Recati dal tuo medico di fiducia e compi uno screening: se dovessi avere un principio di carcinoma, il tempismo con cui lo scopri può letteralmente salvarti la vita!

6. Compi almeno un approfondito test per la diagnosi dell'osteoporosi precoce

Nelle pagine precedenti hai potuto leggere come l'osteoporosi sia un problema reale per quanto riguarda le donne che si stanno avvicinando alla menopausa e per quelle che sono nel periodo post-menopausa. Tuttavia, l'insorgenza di tale malattia non è del tutto inevitabile: uno stile di vita sano che prevede una regolare attività fisica e un'adeguata alimentazione aiutano indubbiamente a ridurre il rischio di contrarre malattie di questo tipo e non solo.

7. Sport e alimentazione sana: questi sconosciuti sono meglio di qualsiasi medicina!

Una camminata a passo svelto di circa 30 minuti al giorno e un'alimentazione sana e bilanciata sono la chiave per il benessere psicofisico.

Le endorfine prodotte dall'attività fisica ti procureranno una piacevole sensazione di buonumore e la corretta assunzione dei macronutrienti quali carboidrati, proteine e grassi buoni ti aiuterà a mantenere il peso sotto controllo ed evitare il fastidioso senso di pesantezza e gonfiore spesso accusato durante la menopausa.

8. Non vergognarti di chiedere aiuto!

Se ti trovi in difficoltà, accusi una sintomatologia persistente o hai semplicemente bisogno di parlare con qualcuno, il tuo medico e il tuo psicologo sapranno ascoltarti e consigliarti!

4. Fattori psicologici e culturali legati alla menopausa

In una società caratterizzata da un'ideale di bellezza corrotto e omologato, la donna in menopausa si sente "appassita", fuori luogo e ben lungi dall'essere sicura di sé. Crede di aver perso la sua femminilità e non si sente più oggetto di desiderio degli uomini. Tali convinzioni, figlie della fragile situazione psichica tipica della menopausa, portano spesso la donna a chiudersi in se stessa invece di chiedere un doveroso sostegno da parte di un aiuto esterno.

Lo stato di ansia e depressione a cui spesso la menopausa porta non è tuttavia differente dai periodi negativi che ognuno di noi è costretto ad affrontare in alcuni momenti della vita: pertanto è bene convincersi di non essere "malate" o "diverse" ricordandosi che, come in ogni periodo fiacco che si attraversa, un supporto psicologico è sempre un grande alleato.

Un interessante aspetto messo in luce dagli esperti è sicuramente il **senso di vuoto** che accomuna spesso le donne in menopausa. Tale sensazione è sicuramente applicabile a diverse concause:

- la scomparsa di qualcosa (il ciclo mestruale) che lascia un vuoto incolmabile;

- la pienezza delle giornate che viene a mancare in una situazione di pensionamento già presente o imminente;

- il senso di smarrimento e di ignoto causato da un futuro che non è più ricco di speranze o nuove strade da intraprendere: la donna ultra cinquantenne non si sente più in dovere di programmare il proprio futuro in quanto la sua vita è già arrivata "al capolinea";

- i figli diventano grandi e indipendenti, escono di casa, si sposano, nascono i primi nipotini, i genitori ormai anziani muoiono.

Ovviamente, tali errate convinzioni sono frutto di una deformazione culturale che porta la donna, già mentalmente vulnerabile in un periodo così delicato della sua vita, a rifugiarsi in una serie di ridicoli luoghi comuni che la dipingono come una vecchia matrona avvizzita e senza speranze.

PUÒ ESSERE IMPORTANTE PARLARE SEMPLICEMENTE CON LA FAMIGLIA, LE AMICHE O ALTRE PERSONE DI FIDUCIA.

Vi renderete presto conto che anche altre donne hanno vissuto o stanno vivendo simili esperienze, possono aver provato uno stato di ansia che non avevano mai conosciuto prima, sono diventate difficili da sopportare, ipersensibili e iper sensibili.

Già il fatto di sapere che si tratta soltanto di una fase di transizione, fino al raggiungimento di un **nuovo equilibrio**, e che **non durerà per sempre**, può essere un sollievo.

Questa condizione psicologica, che fa parte del più ampio quadro psico-somatico che ti ho finora illustrato, non dev'essere trascurato né dalla diretta interessata né da chi le sta vicino: è importante rendersi conto della propria situazione e trovare rifugio in chi ti ama e in chi ti vuole aiutare.

5. Come mantenere un buon stile di vita e sane abitudini alimentari

Nelle pagine precedenti ti sarai già imbattuta più volte questo prezioso consiglio: la chiave per il benessere generale (in menopausa e non) è il **mantenimento di uno stile di vita sano**.

Tale espressione (che da oggi deve diventare per te un imprescindibile mantra!) comprende fondamentalmente la sinergia di:

- **alimentazione sana** ed equilibrata

e

- **attività sportiva regolare** e adeguata alle proprie possibilità.

L'espressione "stile di vita sano" ti mette in crisi al solo pensiero? Non sai da dove cominciare? Non disperare! Nelle pagine seguenti ti fornirò semplici indicazioni che ti aiuteranno nella realizzazione di un piano alimentare e sportivo che si adatti alle tue esigenze: non serve spendere ingenti quantità di denaro in costosi attrezzi, né sarà necessario seguire complicati e restrittivi regimi alimentari.

Una volta che entrerai nell'ottica di un corretto stile di vita percepirai quasi nell'immediato un senso diffuso di benessere ed equilibrio e sarai tu stessa pertanto a voler continuare su questa strada.

Il corpo e la mente ne beneficeranno immensamente, ripagandoti con una sensazione generale di armonia con te stessa e con il mondo che ti circonda.

5.1. Attività fisica

Prima di inoltrarci nel vasto universo delle varie terapie ormonali, dalle quali sicuramente molte donne ottengono giovamento, è bene parlare di un altrettanto efficace ma meno invasivo: l'attività fisica.

Se hai praticato attività fisica tutta la vita, non smettere solo perché ti senti più affaticata e credi di non essere più all'altezza, trova invece uno sport che si adatti maggiormente alle tue nuove esigenze e continua sulla buona strada; se invece sei una neofita, quale miglior momento per iniziare? Il sistema muscoloscheletrico, metabolico, respiratorio e circolatorio te ne saranno grati e il tuo umore migliorerà nettamente.

Specialmente se sei una donna sedentaria, starai sicuramente immaginando lunghe corse da maratoneta, imbarazzanti sessioni di cyclette in palestra o nuotate senza fiato in piscina. Rilassati, niente di tutto questo è necessario per condurre uno stile di vita sano! Attività fisica vuol dire camminare a passo svelto 30 minuti al giorno, ballare con gli amici, seguire un corso di pilates o saltare la corda 5 minuti ogni giorno.

Con la scelta di una di queste attività, addizionate a piccoli accorgimenti come "preferire le scale all'ascensore" e "preferire i piedi alla macchina o

alla metro", vedrai un netto miglioramento generale che ti spronerà ad
andare avanti con il tuo hobby nuovo di zecca.

Oltre alle attività di tipo aerobico, un tipo di allenamento che si può
svolgere tranquillamente dentro le mura domestiche è l'esercizio per il
rafforzamento muscolare. Ciò non vuol dire che dovete sottoporre il vostro
fisico ad estenuanti sedute di sala attrezzi o esercizi pericolosi che possono
farvi del male, ma sarà sufficiente fare esercizi che impegnino la
muscolatura in maniera più specifica e maggiore rispetto all'attività
aerobica.

Un buon allenamento muscolare ti aiuterà a sostenere meglio lo scheletro e
a migliorare le funzioni metaboliche. In linea generale, gli accorgimenti
principali che dovrai adottare sono semplici:

- compi **esercizi a corpo libero** concentrandoti su una parte del corpo
  in particolare
- ripeti l'esercizio **più volte**
- utilizza semplici attrezzi come per esempio l'**elastico** o i **pesetti** da
  un kilo per sollecitare aree muscolari specifiche

Per quanto riguarda l'esecuzione dei vari esercizi, è bene contattare un buon personal trainer che saprà consigliarti quali eseguire nello specifico a seconda delle tue caratteristiche e alle tue esigenze.

Un accorgimento importante che devi tenere a mente se hai problemi di demineralizzazione ossea è quello di svolgere principalmente **esercizi a terra**, in modo da migliorare la resistenza alla forza di gravità.

Permetterai così alle ossa di assorbire meglio micronutrienti fondamentali come per esempio la vitamina D, il fosforo e il calcio.

Un'altra situazione nella quale l'attività fisica gioca un ruolo fondamentale è la condizione di sovrappeso o obesità che in menopausa può peggiorare considerevolmente. Questo perché la considerevole riduzione metabolica (si arriva fino a consumare anche solo 100 kcal al giorno</a>) conduce a un sensibile aumento di peso, specialmente nei soggetti già in sovrappeso.

Come afferma uno studio effettuato da un'equipe di medici della University of California, il raggiungimento del peso ideale è fondamentale per ridurre i sintomi derivanti dalla menopausa, pertanto lo svolgimento di un regolare ed intenso esercizio fisico permetterà alla donna di diminuire il fastidio provocato da alcune problematiche come per esempio i frequenti episodi di vampate.

Tanti altri sono i pericoli a cui la donna obesa o in sovrappeso che si trova in fase di menopausa può andare incontro: malattie come diabete, osteoporosi, sindrome metabolica e ipertensione sono dietro l'angolo.

L'attività muscolare di cui si è parlato prima è sicuramente un buon modo per controllare il peso, ma il vero segreto per bruciare molte calorie e perdere conseguentemente il grasso viscerale è l'**attività aerobica a bassa intensità**.

Più sedute a settimana (circa 4 o 5) di sessioni da 60 minuti di camminata sono indispensabili per la perdita di peso. Come hai già letto in precedenza, non c'è bisogno di praticare questo tipo di attività necessariamente in palestra o su un tapis roulant: una lunga passeggiata col proprio cane o con le amiche sarà sicuramente più piacevole e non ti farà rendere conto dello sforzo che state compiendo.

Inoltre, contrariamente a quanto si potrebbe pensare, la regolare pratica di attività fisica ridurrà in poco tempo il tuo appetito, aiutandoti così a controllare meglio anche l'assunzione di troppe calorie durante i pasti.

Qui di seguito riassumo schematicamente quali sono tutti i benefici che apporta il **movimento** nella vita di una donna in menopausa:

1. Benessere fisico e mentale

- Rafforza l'apparato muscolare e scheletrico

- Migliora le funzioni respiratorie

- Favorisce il calo ponderale grazie all'aumento di dispendio calorico

- Migliora l'umore riducendo o eliminando stati di stress, ansia e depressione grazie alla produzione di endorfine

- Migliora le capacità cognitive

2. Prevenzione

- Riduce il rischio di sviluppare tumori

- Riduce il rischio di contrarre il diabete

- Aumenta la quantità di colesterolo buono (HDL) a discapito di quello cattivo (LDL) riducendo il rischio di infarti e malattie cardiache.

- Previene la possibile insorgenza di osteoporosi

- Diminuisce il rischio di contrarre disturbi metabolici

5.2. Alimentazione

Altro aspetto parallelo a quello del movimento e fondamentale per una conduzione di vita sana è l'adozione di un corretto regime alimentare. L'apporto calorico quotidiano dovrà essere proporzionato al proprio peso corporeo e all'attività fisica che si è scelto di svolgere: se sei in sovrappeso le calorie introdotte dovranno essere minori rispetto a quelle bruciate, se invece sei normopeso le due si dovranno all'incirca equivalere.

Tuttavia, a meno che tu non sia in stato di obesità (e in tal caso ti consiglio di parlarne con un buon dietologo che saprà fornirti le opportune indicazioni) i consigli per una sana alimentazione sono universali e gioveranno alla tua salute qualunque sia il tuo peso.

Prima di illustrarti alcuni buoni consigli per una sana alimentazione, ricordati bene che il cibo non è un nemico! Pensa alla celebre frase "noi siamo quello che mangiamo" e riflettici su: se le nostre abitudini alimentari sono inadeguate e squilibrate anche la vita quotidiana, di riflesso, diventa disordinata e precaria. Il cibo che ingeriamo diventa pertanto la nostra benzina, motivo per cui dobbiamo scegliere il rifornitore più adatto per vivere bene e riuscire a svolgere bene i nostri compiti.

Alcune delle semplici linee guida che troverai riportate qui di seguito ti saranno sicuramente familiari, altre invece ti indirizzeranno a un modo diverso di vedere il cibo e la sua distribuzione nell'arco della giornata, altre ancora ti aiuteranno a fare della cucina un nuovo pretesto per sfogare la tua fantasia!

- ## Assicurati di fare 5 pasti al giorno

Anche se potrebbe sembrare un controsenso, fare piccoli ma frequenti pasti (come per esempio un frutto o una manciata di frutta secca) è la chiave per uno stile di vita sano. Mangiare ogni tre ore aiuta a ridurre il senso di fame e favorisce il mantenimento di un metabolismo attivo, aiuto molto prezioso in menopausa. A questo proposito, ricordati di non **saltare MAI la colazione**, che non per niente è chiamato "il pasto più importante della giornata"!

- ## Bevi due litri di acqua al giorno

Lo sapevi che Inoltre, l'assunzione di 1-2 bicchieri d'acqua una mezzora prima dei pasti principali ti aiuterà a placare il senso di fame e a mangiar meno?

Sono stati scritti interi libri sui molteplici benefici dell'acqua, il "medicinale" meno costoso e più potente di tutti. Il drenaggio dei liquidi e il miglioramento del sistema cardiovascolare sono solo alcune delle meravigliose proprietà della bevanda più semplice di tutte.

Le donne che non ricordano di bere spesso o semplicemente non sono abituate possono trovare una soluzione nelle svariate tisane ed infusi (che tuttavia non sostituiscono del tutto l'assunzione di acqua) che vi sono in commercio anche a poco prezzo: può andar bene il the verde (dalle note proprietà antiossidanti e antitumorali), il caffè verde (prezioso alleato del metabolismo) o altri mix erboristici come per esempio il tarassaco e la bardana.

- **<u>Non eccedere con il sale!</u>**

Il sale può favorire l'insorgenza di ipertensione arteriosa e altri problemi legati al sistema circolatorio. Per insaporire i tuoi piatti preferisci le spezie o le erbe aromatiche: doneranno aromi particolari ai tuoi piatti rendendoli più particolari e genuini.

- **<u>Non consumare troppo spesso carne rossa</u>**

Alla carne rossa, che può agevolare l'insorgenza di problemi cardiovascolari, preferisci il pesce o la carne bianca.

- **<u>Consuma molta frutta e verdura, preferibilmente stagionale</u>**

Fibre, vitamine e sali minerali: frutta e verdura ne contengono in quantità. Accompagna i tuoi piatti con contorni di verdure fresche o cotte al vapore e consuma 2-3 porzioni al giorno di frutta fresca, possibilmente lontano dai pasti principali.

- **<u>Preferisci legumi e cereali integrali ai carboidrati raffinati</u>**

I cereali integrali contengono un alto numero di fibre e contengono un indice glicemico minore rispetto a quelli raffinati: la loro assunzione ti permetterà di avvertire prima il senso di sazietà e di avere una regolare attività intestinale.

Alterna il consumo di cereali con quello di legumi come lenticchie, fagioli e ceci, che possiedono anche un alto contenuto di proteine e contengono la **lecitina**, sostanza che tiene a bada il colesterolo cattivo.

- **<u>Non eccedere con grassi e zuccheri semplici</u>**

Se sei una donna in menopausa sai quanto sia facile prendere peso. In virtù di ciò, preferisci cotture al vapore o al forno con la semplice aggiunta di un filo d'olio a crudo: l'apporto calorico scenderà considerevolmente e il piatto non perderà in gusto e nutrimento. Per quanto riguarda gli zuccheri, preferisci dolcificare il caffè o il the del mattino con sostanze naturali come per esempio la **stevia**, edulcorante privo di apporto calorico che ha un potere dolcificante di gran lunga superiore a quello dello zucchero. Esso può essere impiegato anche dalle persone diabetiche o da chi vuole prevenire tale malattia.

- ## Consuma cibi ricchi di Omega 3 e Omega 6

Gli acidi grassi Omega 3 e Omega 6 sono essenziali per l'aumento del colesterolo buono e la diminuzione di quello cattivo. Consumare pesce come il merluzzo o il salmone un paio di volte a settimana e mangiare un pugnetto di frutta secca ogni giorno (preferibilmente prima dell'attività fisica), contribuirà a soddisfare il tuo fabbisogno di questi preziosi elementi.

- ## Via libera alle spezie!

Che si tratti di cannella, peperoncino, zenzero o curcuma, le spezie sono preziosi alleati per la nostra salute spesso ignorati e costretti a prender polvere negli scaffali della cucina. Tuttavia, se imparerai ad utilizzarle per insaporire i tuoi piatti sapranno rivoluzionare il tuo modo di cucinare rendendo "nuove" ricette "vecchie" e ispirando la creazione di nuove opere culinarie.

Il potere antinfiammatorio, antitumorale e antiossidante e il miglioramento del funzionamento metabolico sono solo alcune delle mille proprietà benefiche di cui sono dotate.

5.3. Naturopatia e omeopatia

La naturopatia è una disciplina riconosciuta dall'Organizzazione Mondiale della Sanità che si avvale di antiche tecniche mediche di diversa provenienza. Essa promuove l'autoguarigione dell'individuo e lo ritiene in grado di trovare il suo equilibrio tramite l'adozione di uno stile di vita sano e di uno stabile ritmo interiore.

Tale branca della medicina moderna si è espressa negli anni sui più svariati argomenti, menopausa compresa. Secondo i naturopati, questa delicata fase della vita femminile rappresenta un periodo di profonde trasformazioni: il corpo muta e l'anima lo segue. Ma con il cambiamento del corpo arrivano anche altre strade da percorre e nuove opportunità.

Il miglior modo in cui la donna può affrontare questo periodo è quello di seguire il corso del tempo senza forzature e senza opposizioni.

La conoscenza dell'argomento, sempre secondo l'universo della naturopatia, ti aiuterà a renderti consapevole e ad affrontare in modo più sereno le vie a cui la menopausa ti condurrà.

Per quanto riguarda i consigli pratici, la naturopatia si avvale di molti dei princìpi alimentari già illustrati nel capitolo precedente. Dopotutto, la disciplina in questione studia i benefici della natura sull'uomo e la loro interdipendenza, e il cibo rappresenta sicuramente l'emblema di questa profonda relazione.

Oltre alla pratica di una regolare attività fisica e di hobby che sollecitino la creatività dell'individuo, la naturopatia consiglia alla donna in menopausa l'assunzione di:

- **Legumi e cereali integrali**

- **Verdure fresche**

- **Frutti rossi**

- **Soia (contiene fitormoni che presentano caratteristiche simili agli estrogeni),**

- **Cibi freschi privi di conservanti e additivi dannosi**

- **Cibi ricchi di proteine vegetali (per esempio soia e lupini)**

- **Grassi buoni (per esempio l'olio d'oliva e la frutta secca)**

Come puoi vedere, i consigli più validi riguardo il corretto stile di vita arrivano da ogni direzione e ormai non ci si può più confondere su quale sia la migliore strada da intraprendere!

Un'altra branca della medicina non convenzionale che ti può venire incontro è l'**omeopatia**, che dovrebbe aiutarti a gestire meglio la sintomatologia legata alla menopausa.

Ogni rimedio fornito dalla medicina omeopatica corrisponde a una determinata personalità femminile:

- **Lachesis** è il rimedio suggerito quando la situazione di menopausa aggrava sintomi preesistenti quali turbe epatiche, vampate di calore, cefalea, sudorazione e problemi cardiovascolari. La donna "Lachesis" è logorroica, diffidente, ipersensibile e permalosa. I soggetti di questo tipo durante la menopausa si sentono esclusi e allontanati. I disturbi che la tormentano trovano soluzione nelle **secrezioni** (diarrea, leucorrea, mestruazioni).

- **Sepia** è invece il tipo di donna caratterizzato da gravi stati depressivi nel corso della menopausa; è indifferente nei confronti della sofferenza dei propri cari ed è pervasa costantemente da un senso di irritabilità e insoddisfazione. Tribolata anche da frequenti episodi di cefalea e stanchezza, la donna Sepia troverà giovamento nell'attività fisica e in tutto ciò che la tiene occupata, peggiorerà invece quando attraverserà periodi di inattività e vita sedentaria.

- I rimedi migliori per le vampate sono **Glonoinum** e **Sulphur**. Mentre nel primo caso la paziente lamenta intense cefalee con battiti arteriosi percepibili nella testa e nel collo, nel secondo caso la donna soffre di bruciore specialmente nella zona vulvare. In entrambi i casi si otterrà un notevole giovamento preferendo frequentare ambienti freschi.

Per quanto riguarda i farmaci omeopatici veri e propri, un esempio emblematico che sintetizza molti dei sintomi finora descritti è fornito dal farmaco R10, un complesso di Lachesis, Sepia, Cimicifua, Acidum Sulfuricum e Sanguinaria che controlla in modo efficace le vampate di calore, la sudorazione, la secchezza vaginale e le sindromi depressive legate alla menopausa.

Altri farmaci omeopatici promettono di ricostituire la flora batterica intestinale, migliorare il sistema immunitario e l'intero equilibrio psicofisico spesso altalenante in periodo di climaterio.

5.4. Sessualità

Come ti ho già accennato nelle pagine precedenti, la sessualità è un argomento molto delicato nella vita di una donna in menopausa.

Ogni donna affronta diversamente i cambiamenti della vita sessuale associati alla menopausa. Alcune preferiscono ritrarsi e ridurre l'attività sessuale, mentre altre iniziano a vivere una nuova "stagione" dell'amore. Infine, vi sono numerose donne provano una certa ansia su come gestire i cambiamenti legati alla menopausa. Non esistono criteri universali per definire una «buona sessualità» per la menopausa: si tratta di un ambito strettamente individuale, personale e intimo.

Dal punto di vista delle problematiche che possono incorrere in questa fase, sono diversi i fattori che possono portare allo sgretolamento del rapporto con il proprio partner:

- **Fattori culturali**

Specialmente in una fase così vulnerabile della vita, l'opinione pubblica è capace di influenzare profondamente l'autostima femminile: la donna è portata a guardare con rassegnazione e talvolta con gelosia gli ideali di bellezza a cui crede di non corrispondere.

Sentendosi privata della propria charme ella sarà sempre più irascibile e refrattaria al contatto fisico con il proprio lui.

- **Fattori fisici**

Secchezza vaginale, prurito intimo e riduzione delle piccole labbra sono tutti sintomi che possono rendere anche molto doloroso il rapporto sessuale. A questo si aggiungono le frequenti infezioni dell'apparato uro-genitale che risulta più sensibile in questo periodo della vita femminile.

Tutto ciò porta a un considerevole calo della libido e a un atteggiamento poco propositivo verso le effusioni intime.

- **Fattori psicologici**

Le considerazioni sopra elencate producono nella donna, già psicologicamente provata, stati di depressione, irritabilità e forte inadeguatezza nei confronti del proprio partner, tanto da vederlo quasi come un nemico che non comprende la sua delicata situazione.

Se vissuta in maniera curiosa e positiva, la menopausa può rappresentare per molte donne un punto di svolta importante della loro vita. Si tratta anche di una buona occasione per fare il punto anche sulla propria sessualità.

E' importante riflettere e comprendere le proprie esigenze e i propri bisogni di contatto, anche dal punto di vista sessuale. Ad esempio, vorreste essere più abbracciate? Desiderate una vita sessuale più attiva? Preferite cambiare alcuni aspetti delle vostre abitudini intime con il partner? Parlarne con il proprio compagno può aiutare molto.

Ricorda che è importante avere spesso un contatto fisico!

È scientificamente dimostrato che le persone che ricevono un contatto fisico adeguato nella vita quotidiana si sentono decisamente più di buon umore.

Non devi dimenticarti che chi ti vuole bene è sempre pronto a sostenerti e aiutarti. Dedicati perciò, insieme al tuo lui, alla ricerca di nuovi passatempi e alla riscoperta di passioni che avevate dimenticato. Dopo tutto, il termine "menopausa" contiene già al suo interno un concetto di grande consolazione per la donna: trova il coraggio di mettere in stand-by qualsiasi preoccupazione e prenderti un momento di pausa per te stessa. La sessualità ritrovata può essere motivo di un significativo miglioramento dell'umore oltre che di un meritato relax.

I disturbi sessuali necessitano di un approccio multidisciplinare, con l'indicazione a consulenze specialistiche per meglio inquadrare e trattare il disturbo se dovesse risultare invalidante o produrre forte disagio:

• il Ginecologo formato per il trattamento delle basi biologiche dei disturbi sessuali femminili;

• l'Urologo/Andrologo nel caso di comorbilità sessuale del partner;

• l'Oncologo per valutare l'indicazione a una terapia ormonale in donne con menopausa precoce dopo chirurgia oncologica;

• lo Psichiatra nel caso di depressione o disturbi d'ansia associati;

• il Terapeuta Sessuale se viene riconosciuta una specifica componente psicosessuale;

• il Fisioterapista, che ha un ruolo importantissimo nel caso di ipo/ipertoni del pavimento pelvico.

Nota bene: Scambiate esperienze e idee con le amiche.

Confidatevi con il/la ginecologo/a o con il medico.

Recatevi in libreria/biblioteca e sfogliate libri che danno consigli o suggerimenti sulla sessualità, oppure cercate informazioni su Internet.

Informatevi sulle possibilità di consulenze, corsi, ecc sul vostro territorio.

5.5. Stimolazione mentale

Oltre al fisico, anche il cervello va allenato adeguatamente in menopausa. Durante la fase climaterica infatti, non è raro che la donna presenti difficoltà mnemoniche o di concentrazione, oltre che un peggioramento delle capacità coordinative, ipersensibilità e senso di affaticamento.

Nel contesto di uno stile di vita corretto è da inserire anche una stimolazione mentale assidua e varia che mantenga allenato il cervello in modo da prevenirne il deterioramento.

Le donne già affette dal cosiddetto **disturbo da deficit di attenzione (ADD)** riscontrano non di rado un peggioramento dei sintomi legati a questa patologia durante la menopausa. Questo perché i cambiamenti ormonali tipici del climaterio influiscono negativamente anche sulle funzioni cerebrali.

Ma cosa è necessario fare per mantenere "in forma" anche cervello oltre che i muscoli?

Oltre alla Terapia Ormonale Sostitutiva che può avere effetti benefici anche sulla stimolazione mentale, via libera a cruciverba, sudoku e giochi da tavolo in sostituzione alla televisione. Considera anche l'iscrizione a un corso di yoga e discipline affini e, se i sintomi dovessero rendersi ingestibili, contatta uno psichiatra che saprà prescriverti o meno farmaci anti-ansia e simili a seconda della tua situazione.

6. Terapie ormonali e non ormonali

Nelle righe che seguono ci occuperemo delle terapie mediche (ormonali e non) che trattano la sintomatologia legata alla menopausa e la prevenzione oncologica.

Il genere, se si parla di trattamenti medici per il controllo dei sintomi climaterici, la più conosciuta è la cosiddetta TOS (Terapia Ormonale Sostitutiva) detta anche HRT (Hormone Replacement Therapy).

Come hai potuto imparare, la caratteristica fondamentale della menopausa è la cessazione della funzione ovarica e dunque anche della produzione di ormoni detti estrogeni. La terapia sopra citata si occupa, tramite l'assunzione di compresse, l'applicazione di gel o cerotti, di reintegrare quegli ormoni che l'ovaio non è più capace di produrre, ovvero **estrogeni** e **progestinici**.

I benefici promessi dalla TOS sono diversi:

- **Diminuzione o scomparsa delle vampate** e della eccessiva sudorazione

- **Miglioramento delle alterazioni dell'umore**

- **Miglioramento dei disturbi atrofici** legati alla vagina come:

- **dispareunia** (dolore durante i rapporti)

- **disuria** (dolore durante la minzione)

- **Prevenzione dell'osteoporosi** (o eventuale arresto in caso fosse già presente la malattia)

- **Prevenzione oncologica**

In relazione alle sostanze somministrate, la Terapia Ormonale Sostitutiva prende il nome di:

1. Monoterapia o ERT quando la somministrazione prevede soli estrogeni;

2. Terapia combinata o HRT quando la somministrazione prevista comprende sia estrogeni che progestinici

La prima è consigliata nei casi in cui la paziente abbia subito un'isterectomia con conseguente asporto delle ovaie. A seconda della frequenza con cui vengono prescritte le dosi di ormoni, esistono due tipi di monoterapia: **ciclica** e **continua**.

La terapia **combinata** è invece consigliata alle donne che non hanno subito isterectomia e hanno pertanto bisogno di prevenire l'eventuale insorgenza di un cancro all'endometrio. Tale funzione preventiva e protettiva è svolto dai progestenici.

A fronte di quanto detto è necessario ricordare che prima di avvicinarsi al mondo delle terapie ormonali è bene fare una serie di esami che ti assicurerà di essere una candidata idonea al trattamento.

Gli esami consigliati sono:

- Analisi del sangue
- Visita ginecologica
- Pap test
- Ecografia pelvica transvaginale ed eventuale isteroscopia
- Mammografia

- Misurazione della pressione

- MOC (esame atto a controllare la salute delle ossa)

È inoltre fondamentale che tu conosca a dovere i possibili rischi derivati dalla TOS poiché, come ben saprai, non esistono terapie mediche prive di effetti collaterali o "a costo zero".
Tra i rischi più conosciuti ricordiamo la possibilità di contrarre un **tumore mammario**(soprattutto se il trattamento è somministrato in modo prolungato) o di **neoplasia endometriale**.
In ogni caso il bilancio generale rischio/beneficio è sicuramente a favore degli effetti positivi.

Tuttavia, è proprio il possibile concretizzarsi di uno di questi rischi che porta spesso la donna a chiedere al suo medico di essere trattata con terapie alternative a quelle ormonali.

Le terapie non ormonali prevedono l'impiego di farmaci o di prodotti naturali, i quali agiscono soprattutto sui **disturbi vasomotori** legati al climaterio.

Per quanto riguarda i farmaci non ormonali che si trovano in commercio, essi agiscono sui sistemi neurotrasmettitoriali che regolano la funzione vasomotoria, e ne esistono di diversi tipi.

Tuttavia, la loro efficacia si è dimostrata, secondo quanto riportato da molti studi, minima o nulla rispetto a quella delle terapie ormonali.

Oltre ai farmaci veri e propri quali **veralipride**, **trazodone**, **bromocriptina**, **venlafaxina** e diversi **antidepressivi**, è contemplata, tra le terapie non ormonali, anche la somministrazione di **vitamina E** e **fitoestrogeni** (estratti per esempio dalla soia e somministrati sotto forma di bevande o polveri).

Altri estratti naturali impiegati per l'alleviamento dei sintomi menopausali sono quelli di *Cimicifuga racemosa o Black Cohosh.*

Dopo aver dato uno sguardo alla molteplicità di soluzioni (mediche e non) adottabili, sarai sicuramente in grado di rivolgerti al tuo medico di fiducia con le giuste competenze che ti permetteranno di comprendere al meglio il percorso che ti verrà consigliato.
Ricordati sempre che l'approfondita conoscenza di un determinato argomento ti permette di non guardarla più con timore, ma di affrontarla a testa alta con coraggio e consapevolezza!

7. Approfondimento: i fattori psicologici in menopausa

I cambiamenti ormonali in menopausa portano spesso, come hai potuto vedere, a conseguenze emotive critiche e profonde. La donna si sente attaccata sotto più piani: ne risente la sua femminilità, il suo ruolo di madre e moglie e il suo status sociale.

Nella menopausa ritroviamo delle modificazioni significative del ciclo vitale della donna, il cui vissuto è costituito principalmente dalla perdita della fertilità e dell'avvenenza fisica.

In modo piuttosto simile all'adolescenza, con la menopausa il corpo della donna subisce importanti modifiche che vanno ad influenzare l'immagine che la donna ha di se stessa. L'aumento di peso, la perdita di elasticità dei tessuti, la scomparsa delle mestruazioni possono portare ad una messa in discussione del proprio **"vissuto corporeo"**, che si riferisce al quadro mentale che ci facciamo del nostro corpo. Ciò riveste una grande importanza per il senso d'**identità femminile**. Certamente questa fase della vita coincide con pressioni e responsabilità maggiori e non è così facile adattarsi a questi cambiamenti e ritrovare un nuovo equilibrio.

- In modo particolare quando la donna presenta un'**insurrezione precoce della menopausa**, la sua mancata maternità potrebbe diventare motivo di insoddisfazione e dar vita a una sensazione di incompletezza per non aver avuto il tempo di realizzarsi attraverso il suo ruolo di donna capace di riprodursi. Questo comporta una serie di sensi di colpa che si evolvono presto in una profonda depressione dalla quale, specialmente in mancanza di richiesta d'aiuto a terzi, sarà difficile uscire.

- In caso invece di una stretta **vicinanza tra l'ultima gravidanza e il climaterio**, la donna potrebbe sentirsi confusa a causa del passaggio repentino da ruolo di neo-mamma a quello di donna in menopausa.

- Se la donna in fase climaterica ha invece **figli già grandi**, specialmente se questi stanno entrando in fase adolescenziale, potrebbe essere difficile per lei accettare di lasciare loro più spazio. Vedendosi in qualche modo privata del suo ruolo di madre in tutti i sensi, la donna riversa spesso le sue frustrazioni sul rapporto di coppia creando una serie di ulteriori problemi che non giovano di certo alla sua situazione psicologica.

Ricordati che qualsiasi sia il tuo caso, la caduta libera in un buco nero non è contemplata.
Dopo aver sofferto in modo fisiologico per la perdita di qualcosa (in questo caso della fertilità, della femminilità e delle capacità seduttive) è

necessario elaborare coraggiosamente il "lutto": bisogna acquisire una solida consapevolezza della propria situazione.

Solo successivamente puoi raccogliere tutti i cocci e incanalare positivamente ogni briciola di sofferenza in una ritrovata ottica di entusiasmo volta all'inizio di una nuova avventura.

È in questo momento che devi lasciarti aiutare:

- **Da te stessa** in quanto solo sei in grado di ascoltare al meglio ciò di cui hai bisogno e di **cogliere i segnali che l'inconscio ti manda;**

- **Dai tuoi cari** che saranno pronti a venirti in contro qualsiasi sia la tua esigenza. Ricordati che il partner non è un nemico, ma un alleato prezioso che saprà consolarti oltre che ricordarti della femminilità che avevi dimenticato di avere;

- **Dagli specialisti** (psicologi, psicoterapeuti o psichiatri) che sapranno indicarti il giusto modo per ascoltare le tue esigenze e indirizzarti verso un nuovo modo di vedere la tua situazione e il tuo futuro.

7.1. Quando chiedere aiuto

Uno degli errori più comuni che commette una persona in difficoltà è sicuramente quello trincerarsi dietro un muro di indifferenza o finzione.

In particolare, la donna in menopausa si sente più fragile ed è pervasa spesso da un senso di vergogna e inesorabile solitudine. Questi stati emotivi, addizionati ai sintomi tipici del climaterio quali ansia, angoscia e sbalzi d'umore, possono produrre un'allarmante situazione di **depressione cronica**, la quale, se non curata adeguatamente, diventa difficile per la donna stessa e per chi la circonda.

È necessario che tu non ti chiuda mai in te stessa in questa delicata fase della tua vita: non temere di parlarne con chi ti sta accanto o di rivolgerti a uno specialista. Chiedere aiuto non è sinonimo di debolezza, ma di coraggio e maturità.

Lo psicologo/psicoterapeuta, in particolare, saprà aiutarti a trovare la scintilla per accendere un periodo di ritrovato benessere, per cui non precluderti la possibilità di essere accompagnata e compresa!

7.2. Il ruolo dello psicologo in Menopausa

Lo psicologo e/o psicoterapeuta può rivestire un ruolo fondamentale all'interno del viaggio verso la consapevolezza e la maturità d'animo. Un aiuto specialistico consiste in un **viaggio interiore** che consente alla donna di trasformare questa nuova "stagione" della vita in un'**occasione** di **crescita** e **cambiamento**, a livello individuale, di coppia e familiare.

In un periodo di estrema vulnerabilità come quello della **sindrome depressiva climaterica**, una tappa fondamentale per il raggiungimento di queste qualità è sicuramente quella di affrontare un percorso psicologico ed emotivo che sia guidato da un esperto.

Tuttavia, per non cadere nel tranello di un possibile effetto "placebo", è fondamentale ricordarsi che la menopausa in sé non è una malattia né fisica né mentale e che l'aiuto di uno psicologo o di uno psichiatra è atto semplicemente a mostrarti **come relazionarti al meglio alla tua interiorità e a ciò che ti circonda**. La natura ha offerto alla donna un corpo che cambia col trascorrere del tempo, ma che continua a regalare sensazioni, emozioni e piaceri.

Può essere utile anche imparare alcune **Tecniche di Rilassamento**, tra le quali il **Training Autogeno**, utili per affrontare **ansia e stress**, favorire la capacità di concentrazione, imparare a controllare alcuni sintomi (vampate di calore, sudorazioni notturne), regolarizzare il ritmo sonno-veglia e ritrovare l'equilibrio psicofisico.

Infine, sempre con il sostegno di una psicologa psicoterapeuta, sarà possibile affrontare i **disturbi sessuali in menopausa** per vivere con più serenità questa nuova fase di vita.

Il compito più arduo è quello di "ritrovare te stessa": è difficile riconoscersi quando viene a mancare una caratteristica fondamentale del tuo essere donna.

Lo specialista che ti seguirà ti affiancherà ad essere finalmente te stessa, di trovare un tempo e uno spazio di sentire interiore e di riscoperta dei veri valori dell'esistenza.

8. FAQ: le domande più frequenti

Siamo giunte quasi alla fine del nostro percorso. Ho deciso dunque di riportare qui di seguito una scelta di 10 domande che comprendono i dubbi più gettonati dalle donne sull'argomento menopausa. In questo modo potrai avere a disposizione una sorta di prontuario che chiarirà e approfondirà in maniera schematica alcuni dei punti salienti analizzati in precedenza.

1) Cosa è la menopausa?

Con il termine "menopausa" si indica convenzionalmente l'evento della vita di una donna in cui si verifica la scomparsa del ciclo mestruale e dunque la fine dell'età fertile.

2) A che età inizia?

Generalmente la menopausa si verifica intorno ai 50 anni, ma è del tutto normale che si manifesti tra i 45 e i 55 anni. Tuttavia non è impossibile che questa insorga prima o dopo il lasso di tempo indicato, prendendo il nome di menopausa **prematura** se si verifica prima dei 45, **tardiva** se si manifesta dopo i 55 e **precoce** se la donna entra in menopausa già prima dei 40.

3) Cosa si intende per "climaterio"?

Il termine climaterio deriva dal greco "klimatér" e significa "scalino". Con questa accezione si indica infatti il cambiamento prodotto dalla menopausa, che comprende la fase precedente, successiva e contemporanea a essa.

4) Quanto tempo dura la pre-menopausa?

La premenopausa, nonché il periodo che vede l'interruzione dell'attività ovarica e precede la menopausa vera e propria, ha una durata di circa 3-5 anni.

5) Quali sintomi avvertirò in menopausa?

Le vampate, l'eccessiva sudorazione, l'aumento ponderale e gli sbalzi d'umore sono tra i sintomi più frequenti quando si parla di menopausa. Tuttavia, non è raro il caso di donne che non avvertono disturbi particolari.

6) Come posso contrastarli?

I metodi per contrastare i disturbi della menopausa sono molteplici, tra i più validi e noti si annoverano l'adozione di un migliore stile di vita, i rimedi omeopatici e naturopatici o la celebre Terapia Ormonale Sostitutiva, per la cui somministrazione è necessario contattare uno specialista.

7) La fitoterapia è un'alternativa valida alla TOS?

Nonostante non ci siano effetti scientificamente dimostrati come per la TOS (Terapia Ormonale Sostitutiva), la fitoterapia risulta un'ottima alleata per chi volesse optare per terapie senza controindicazioni.

8) Se sono in menopausa devo usare metodi contraccettivi?

L'utilizzo dei contraccettivi dovrebbe protrarsi fino a 12 mesi dall'ultimo ciclo. Tuttavia, al termine di questo periodo, sarebbe sempre meglio avere rapporti sessuali protetti in modo da prevenire infezioni trasmissibili sessualmente.

9) Come faccio a contrastare i chili di troppo durante la menopausa?

Nella donna in menopausa, a causa della cessata produzione di estrogeni, si verifica spesso un considerevole aumento ponderale, con conseguenti malattie metaboliche e disturbi cardiovascolari. Per prevenire ciò è fondamentale praticare un'adeguata attività fisica (combinando attività aerobiche a sessioni di potenziamento muscolare) e adottare un corretto piano alimentare.

10) Quali esami è consigliato fare durante la menopausa?

Tenere sotto controllo il proprio stato di salute è fondamentale, soprattutto in un momento in cui aumenta il rischio di contrarre tumori o disturbi cardiovascolari e ossei. In primo luogo è bene sottoporsi a un'approfondita visita ginecologia ed effettuare approfondite analisi del sangue per escludere problemi cardiovascolari. Altri esami fondamentali sono la mammografia, che esclude la presenza di eventuali carcinomi al seno, e la densitometria ossea, la quale aiuterà il tuo medico a valutare il rischio di contrarre o meno l'osteoporosi.

9. Conclusione

Come alla fine di ogni percorso, è giunto il momento di tirare le somme.

È vero, "menopausa" è tutti gli effetti indesiderati che ti sono stati descritti, ma l'altra faccia della medaglia ti sorride. Menopausa è "maturità", "consapevolezza", "nuovo inizio", "meritato riposo".

Dopo aver parlato di malattie, fastidiose sintomatologie, prevenzioni e cure, ti invito a soffermarti su quanto hai letto e a riflettere: un nuovo sole sta per sorgere nella tua vita, non devi far altro che scostare le tende e lasciarti accarezzare dai suoi raggi, che siano essi psicologi, mariti o cioccolatini... non per niente il titolo di questo libro ti suggerisce già da solo la sua morale!

Donna, madre, moglie, lavoratrice o pensionata, oltre ad augurarti buon viaggio, non mi resta che dirti: spalanca la finestra e goditi la tua meritata vacanza.

Ringraziamenti

Ringrazio tutte le persone che, con gran disponibilità, hanno fornito il loro parere contribuendo alla realizzazione di questo e-book.
Un particolare ringraziamento a tutte le donne che frequento quotidianamente, perché con il racconto del loro vissuto hanno arricchito questo testo.

Un grazie infine a Pellegrino P. L. per aver curatol'editing di questo e-book rendendolo più leggibile.

Puoi trovare i suoi libri cliccando qui:

http://bit.ly/KindlePellegrino

Oppure puoi tenerti aggiornata su ciò che pubblica e sfruttare le promozioni gratuite cliccando qui:

http://bit.ly/miglioralatuavita

Ti chiedo un grande favore: se questo libro ti è piaciuto, mi sarebbe di grande aiuto se tu mi facessi una recensione su Amazon.

Soltanto con **tante oneste recensioni** potrò continuare a scriverne altri e aiutare altre persone con i miei libri.

Ti ringrazio di cuore in anticipo,

Veronique Maggioni